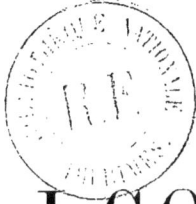

DE

L'ALCOOLISME

PAR

LE DOCTEUR J. G. LAVIROTTE

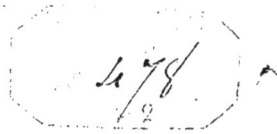

LYON

IMPRIMERIE ADMINISTRATIVE PITRAT AINÉ

4, RUE GENTIL, 4

—

1872

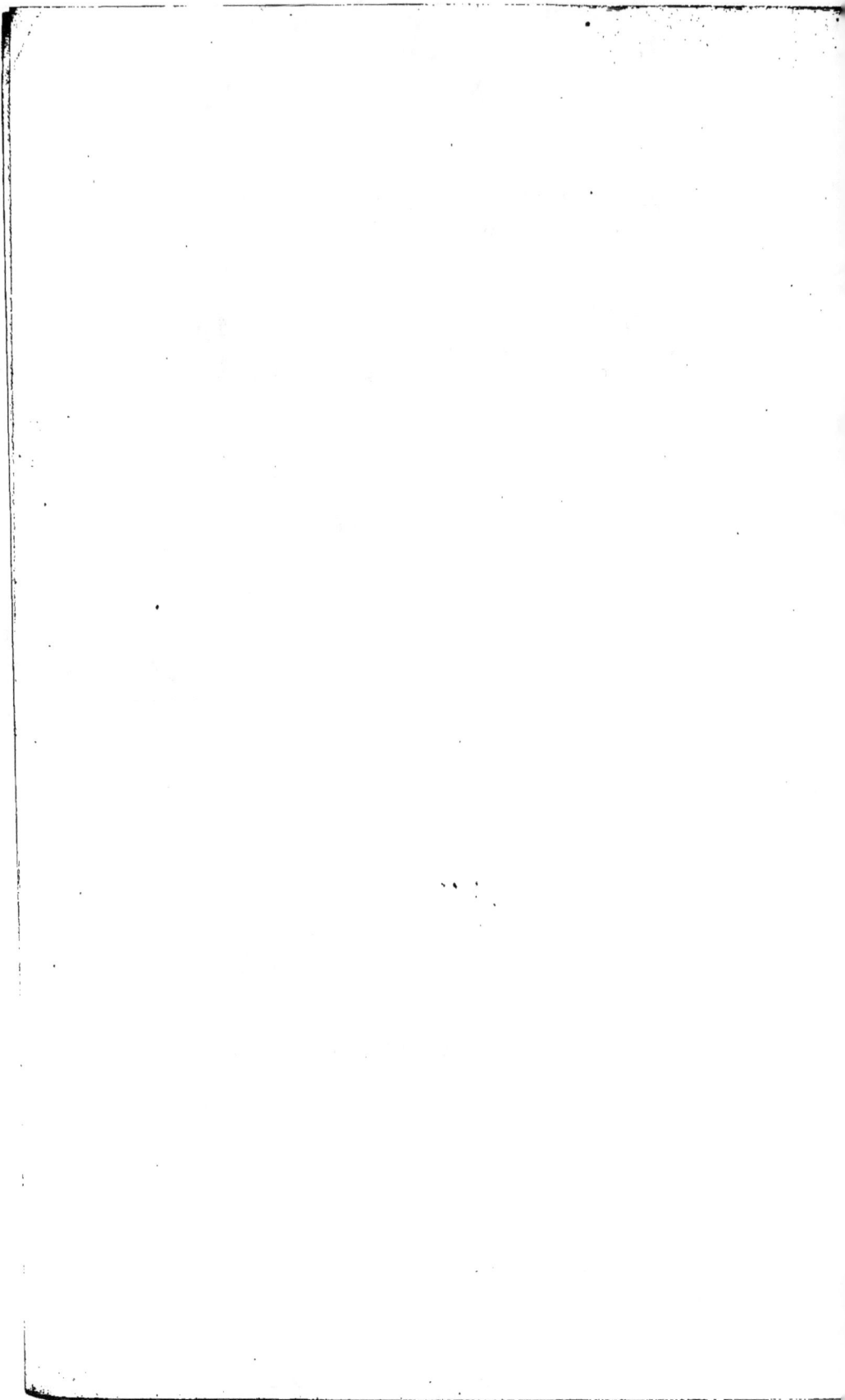

DE L'ALCOOLISME

PAR

LE DOCTEUR J. C. LAVIROTTE

Lu à la Société d'Agriculture, Histoire Naturelle et Arts utiles de Lyon,
dans sa séance du 17 novembre 1871.

Depuis un assez grand nombre d'années, l'augmentation toujours croissante de la consommation des boissons alcooliques effrayait à bon droit les hygiénistes. Cependant, on était généralement loin de croire le mal aussi avancé que nous le voyons aujourd'hui. Il était réservé à cette triste période de 1870-1871 de nous faire savoir que, sous ce rapport, la France n'a rien à envier aux pays du Nord.

L'Académie de médecine, justement émue de cet état de choses, s'est saisie de la question pour faire connaître à ceux qui y sont intéressés le danger que cet effroyable abus leur fait courir. J'ai pensé que la composition mixte de notre Société la mettait, plus que toute autre, en mesure de s'unir à l'Académie pour la propagation des tristes mais utiles vérités qu'elle vient de faire entendre. C'est là le sentiment qui m'a inspiré le désir de vous présenter ce travail, ce que je fais d'autant plus volontiers que la nature de mes fonctions me met mieux à même d'apprécier l'étendue du mal.

On désigne aujourd'hui sous le nom d'alcoolisme les ravages qui sont occasionnés par l'abus des boissons alcooliques.

Après cette définition, il peut sembler oiseux de rechercher les causes de cette longue série d'accidents que cet abus occasionne; cependant, vous allez voir que ce travail est loin

d'être indifférent et que notre définition est incomplète au
point de vue de l'étiologie. En effet, ce que nous venons de
dire ne nous apprend rien sur l'action de chaque liqueur en
particulier : on dit avec raison que, plus le liquide renferme
d'alcool, sous un volume déterminé, plus il offre de danger.
Sous ce rapport, l'eau-de-vie, le kirsch, le rhum, l'absinthe,
le taffia, quelques autres liqueurs étrangères tiennent le premier rang. Il paraît acquis que celles de ces boissons qui sont
aromatiques doivent tout à leur titrage et rien ou presque
rien aux plantes qu'on y a fait infuser. Après elles viennent
successivement les liqueurs sucrées, les vins liqueurs, les
vins blancs, les vins rouges, les poirés, les cidres et les
petites bières.

Nous avons un grand intérêt à savoir encore si l'esprit-de-
vin faisant partie d'une liqueur fermentée telle que le vin et
la bière est, à quantité égale, aussi dangereux que celui dont
on se sert pour composer des boissons après l'avoir ob-
tenu par la distillation. Quelques observations préalables
vont éclaircir ce point.

L'alcool est une substance que la chimie est parvenue à
fabriquer de toutes pièces, comme l'urée, c'est donc déjà
presqu'une substance minérale d'autant moins assimilable
qu'elle a subi plus de manipulations, tandis que, unie à son
eau de végétation, elle doit avoir des qualités différentes.
L'analogie autorise, du reste, cette conclusion : ainsi, c'est
en vain qu'on emploie de l'eau naturelle pour assaisonner les
substances alimentaires connues sous le nom de conserves,
elles ne remplace jamais l'eau que la vie y avait introduite,
puisque l'usage exclusif et prolongé de ces substances est
une cause de scorbut. Il est donc logique de supposer que
l'alcool subit la même loi et que son extraction peut lui faire
subir des changements moléculaires qui doivent avoir une
action fâcheuse sur nos organes. Un fait expérimental et un
fait clinique que je vais rappeler, l'un et l'autre étayent encore
cette opinion.

Dans une note communiquée à l'Institut, M. Pupier, de Vichy, a annoncé que, à quantité égale d'alcool, plus ce liquide était concentré, plus son action s'est montrée dangereuse pour les poules sur lesquelles il expérimentait.

D'un autre côté, l'homme qui boit un litre de vin absorbe par là même son dixième d'alcool pur, ce qui revient à 2 décilitres d'eau-de-vie. L'usage d'une bouteille de vin par jour est, en général, à peu près inoffensif, celui de 200 grammes d'eau-de-vie ne l'est jamais.

Je m'aperçois, Messieurs, que je touche à la question, encore pendante, du vinage; il serait imprudent, sans doute, de la trancher aussi légèrement; cependant, tout en regardant ces deux faits comme de simples matériaux, ils me portent à croire que le vin est moins dangereux que l'eau-de-vie véritable et que cette dernière l'est moins que celle qui provient de l'alcool ramené à un titre plus faible par l'addition de l'eau, parce que ces dernières ont subi une opération de plus.

Une autre question plus importante encore se présente ici, c'est celle qui consiste à faire savoir quelle est la quantité d'alcool qu'un homme peut ingérer chaque jour sans danger. C'est même une question à laquelle le médecin hygiéniste ne peut se soustraire sans abdiquer son ministère, puisqu'il ne peut avoir alors aucune base pour tracer la ligne de conduite que doivent suivre ceux qu'il a la prétention d'éclairer.

L'âge, le sexe, le tempérament, la constitution amènent de grandes variations. L'homme adulte peut boire plus que la femme, plus que le vieillard et surtout plus que l'enfant. Ceux qui sont doués d'une constitution musculaire et d'un tempérament lymphatique supportent mieux les boissons fermentées que les tempéraments nerveux et les constitutions délicates. Enfin, ceux qui exercent une profession pénible en plein air, acquièrent une immunité que n'ont jamais ceux qui exercent une profession sédentaire. Cependant, quelque soit le degré de tolérance dont on se suppose doué, je me crois en mesure d'affirmer qu'il est prudent de ne pas prendre plus d'un litre de vin ordinaire par jour et que l'usage journalier d'un petit verre d'eau-de-vie ou de toute autre boisson analogue, offre toujours, sinon un grand danger, au moins des inconvénients sérieux. L'homme qui abuse des boissons enivrantes est poussé par un penchant plus ou moins violent, mais qui tient à des causes morales de différents ordres que nous allons analyser rapidement.

On décrit sous le nom d'œnomanie ou de dypsomanie une véritable folie ; c'est ce que nous voyons chez quelques femmes grosses. Je connais un dypsomane chez lequel cette folie revêt la forme rotative. Tous les mois environ, cet homme est pris d'un besoin irrésistible de boire jusqu'à l'ivresse ; cet état dure six jours au bout desquels il redevient actif et sobre.

Les autres buveurs peuvent se rapporter à deux types bien distincts quoiqu'on les trouve assez souvent réunis chez les mêmes sujets. Les premiers méritent le nom d'ivrognes par excellence, parce que c'est l'ivresse qu'ils cherchent avant tout dans la boisson. On peut les comparer aux mangeurs de haschich et aux fumeurs d'opium. J'ai connu un dypsomane qui avait commencé par la bière pour arriver à l'opium. Une preuve évidente de ce besoin d'ivresse a été donnée par un jeune commis droguiste qui est mort, il y a quelques années, à Londres, à la suite d'inhalations répétées de chloroforme. Ses amis ont raconté que, [lorsqu'il était pris de ce désir d'ivresse, il entrait dans une véritable fureur si on voulait lui enlever son flacon de chloroforme.

Les autres buveurs recherchent plutôt la satisfaction de leur palais, ce sont des gourmands, de vrais buveurs. Quelques-uns de ces malheureux ont la faculté de boire presque sans pouvoir s'enivrer, faculté fâcheuse qui fait courir à ceux qui en sont doués un danger dont ils ne se doutent pas, car l'alcoolisme et son cortège de maladies dépendent moins de l'ivresse que de la quantité d'esprit-de-vin ingérée; ils arrivent plus vite à cet état que ceux chez lesquels l'ivresse est facile, parce que ces derniers boivent, en général, un peu moins.

L'abus des boissons spiritueuses donne lieu à un autre leurre qui contribue aussi, pour une bonne part, à entretenir les disciples de Bacchus dans leur malheureuse habitude. L'ivrogne, sans cesse surexcité par la boisson, tombe dans un état d'atonie et de faiblesse d'autant plus grave que ses habitudes sont plus invétérées. De nouvelles libations lui donnent seules la force d'accomplir sa tâche journalière. Cet homme ne manque pas alors de s'imaginer, sa passion aidant, que la boisson le soulage et le soutient. Comment lui persuader que ce qu'il regarde comme un remède infaillible et qu'il aime est un poison mortel ?

On divise l'alcoolisme en aigu et en chronique. La forme aiguë est celle que tout le monde connait sous le nom d'ivresse. Je ne décrirai pas cet état si fréquent qui commence par une gaieté douce et un peu bruyante pour arriver à un abrutissement complet quoique momentané. J'indiquerai bientôt ses dangers.

Dans cette forme, ce sont les centres nerveux qui sont atteints principalement. Les lésions les plus fréquentes de la forme chronique ont aussi le cerveau pour siége, en voici les principaux symptômes.

Ce sont, en premier lieu, des désordres dans la motilité, tels que spasmes, tremblements de différentes sortes conduisant tous à un affaiblissement progressif qui arrive enfin à une paralysie complète lorsqu'un épanchement cérébral ou une infiltration graisseuse des membres vient à s'y joindre.

Les sens, pervertis d'abord, s'éteignent graduellement.

Les fonctions morales et intellectuelles ne sont pas moins troublées, puisque beaucoup de buveurs parcourent tous les degrés de la folie, depuis la manie aiguë jusqu'à la démence.

L'altération du foie est un des résultats les plus ordinaires de l'alcoolisme, de là les lésions organiques diverses de cet

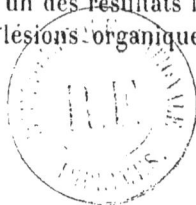

organe avec tous les symptômes qui en dépendent et dont l'hydropisie est un des plus fréquents.

Les autres glandes, telles que le pancréas, la rate, les reins, etc., sont soumises à des altérations analogues. Celles du rein sont une des causes les plus ordinaires de la maladie de Breigth.

Le cœur ne tarde pas à s'hypertrophier en premier lieu, puis il finit par devenir graisseux, comme tous les autres muscles; et alors les ventricules, manquant d'énergie pour chasser le sang, se dilatent. Les mêmes phénomènes se montrent dans les artères et l'alcoolisme devient ainsi une des causes les plus efficaces pour produire les anévrismes.

Les poumons sont également excités, congestionnés et remplissent mal leur fonction, l'hématose devient incomplète. De là ces catarrhes précoces qui se manifestent fréquemment.

Magnus-Huss a trouvé le sang gras, comme les tissus. MM. Duméril et Pouchet, de leur côté, ont décrit une anémie des ivrognes avec augmentation des globules blancs pendant qu'il y a diminution des globules rouges et de la fibrine, tous phénomènes mis en évidence par l'analyse chimique, et que l'observation clinique confirme pleinement, car nous savons que rien ne dispose aux hémorrhagies comme la leucocythémie et la défibrination du sang, et rien n'est plus fréquent que les hémorrhagies du cerveau, de la poitrine, de l'estomac, des intestins, des reins et de plusieurs autres organes dans la maladie qui nous occupe.

L'estomac, les intestins, excités d'abord, en arrivent, au bout de quelque temps, à ne plus pouvoir fonctionner sans l'excitant qui leur est prodigué, heureux encore lorsque ce moyen ne viens pas à faire défaut. De là ces dyspepsies, ces gastrites, ces inflammations chroniques si communes de l'estomac et des intestins.

La vessie s'enflamme et donne lieu à des incontinences ou des rétentions d'urine qui occasionnent des souffrances que peuvent seuls apprécier ceux qui les ont endurées.

La nutrition souffre également. Presque tous les tissus éprouvent des changements parmi lesquels la dégénérescence graisseuse est une des plus sérieuses et des plus fréquentes.

Ainsi l'alcool porte son action sur tous les organes et sur tous les tissus de notre économie, ce qui se fait par un mécanisme que des recherches récentes ont parfaitement élucidé.

MM. Lallemand, Perrin et Duroy viennent de démontrer que cet agent exerce partout son action toxique par un contact immédiat et non pas par une action sympathique, comme on l'a cru longtemps. En effet, l'alcool introduit dans l'estomac ne tarde pas à être absorbé pour circuler avec le sang. Si on en croit les expérimentateurs que je viens de citer, il circule en nature et il est éliminé sans avoir subi de transformation notable. En admettant, cependant, que cette assertion ne soit pas rigoureusement vraie, il est démontré que des proportions considérables d'alcool séjournent dans nos organes jusqu'à son élimination. Dès lors il devient facile de se rendre compte de l'action que peut avoir cette substance irritante sur le parenchyme des tissus que rien ne garantit. Le fait de leur altération directe possible est donc démontré expérimentalement.

Est-ce à dire que toutes les lésions que je viens de signaler et un grand nombre d'autres que j'ai passées sous silence se produiront chez tous les buveurs et partout avec la même intensité ? Non, sans doute, mais tous verront leur santé plus ou moins altérée, après un laps de temps qu'on ne peut fixer, parce que cela dépend des conditions de tempérament, de constitution, d'âge, de sexe des buveurs et, enfin, de la quantité et de la qualité des liquides ingérés. Cependant on observe que c'est dans la période décennale de quarante-cinq à cinquante-cinq ans que cette maladie fait le plus de victimes.

Toutes les formes de l'alcoolisme peuvent, en effet, donner la mort : dans l'ivresse, elle arrive brusquement par le fait de la congestion cérébrale ou de l'asphyxie; dans l'alcoolisme chronique elle arrive ordinairement d'une manière lente et après une longue suite de souffrances.

Aucune maladie n'est aussi difficile à guérir, car il faut que le malade renonce à une habitude dont la tenacité est devenue proverbiale. Cependant, ce dicton désespérant : *Serment d'ivrogne*, servant à désigner une habitude que rien ne peut vaincre, ne doit pas être pris ici à la lettre. Les journaux nous apprenaient, il y a deux ans environ, qu'il s'était fondé, en Amérique, une maison de santé pour la cure de cette maladie et qu'on y obtenait des succès. Cette cure implique, il est vrai, la bonne volonté du malade. Le rôle du directeur de l'établissement se réduit à entretenir cette bonne volonté par une série de moyens moraux que vous pouvez soupçonner aisément.

Les exemples de guérison ne manquent pas non plus en Europe, j'en pourrais citer trois authentiques dont les sujets me sont encore connus. Tous les trois appartenaient à la catégorie des buveurs qui ne s'enivrent que difficilement. Chez tous les trois aussi, le point de départ de la guérison a été une maladie grave dont j'ai pu leur démontrer l'origine. Ces cures remontent à trois et quatre ans, et le succès ne s'est pas encore démenti. Vous voyez que ces faits encourageants sont néanmoins bien rares, car, si j'avais recueilli l'observation de tous les buveurs dont j'ai entrepris en vain le traitement, ce serait une longue histoire de toutes les faiblesses humaines. J'ai vu d'honnêtes pères de famille se rendre parfaitement compte de leur position sans pouvoir parvenir à modifier leurs habitudes. J'en ai connu qui venaient prendre mes conseils, tout en s'efforçant de me tromper sur la cause de leurs maux, comme si aucune médication était susceptible de réussir contre une affection dont la cause se renouvelle sans cesse. Un de ces monomanes, et c'est par ce trait que je termine, avait été guéri d'une dyspepsie grave en se soumettant exclusivement à la diète lactée pendant une ou deux semaines. Quelques mois après, il se présentait de nouveau à moi dans le même état, et, comme l'odeur de son haleine le trahissait à son insu, je voulais le renvoyer avec ma phrase habituelle : *Cessez de boire et vous guérirez*, il essaya de soutenir qu'il n'avait pris que du lait, seulement, pour le faire glisser il y avait ajouté un ou deux petits verres de rhum. Le malheureux s'était imaginé que j'avais découvert dans le lait l'idéal de tout buveur, c'est-à-dire le contre-poison de l'alcool. Cette espérance singulière ne l'abandonna jamais ; aussi, deux ans après, la mort terminait un supplice de cinq ou six ans et, pendant tout ce temps, cet homme ne s'est jamais lassé de me demander des remèdes et de les employer, et, malgré ses protestations de sobriété, il n'a jamais cessé de boire.

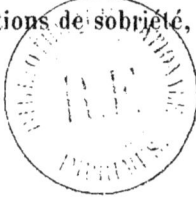

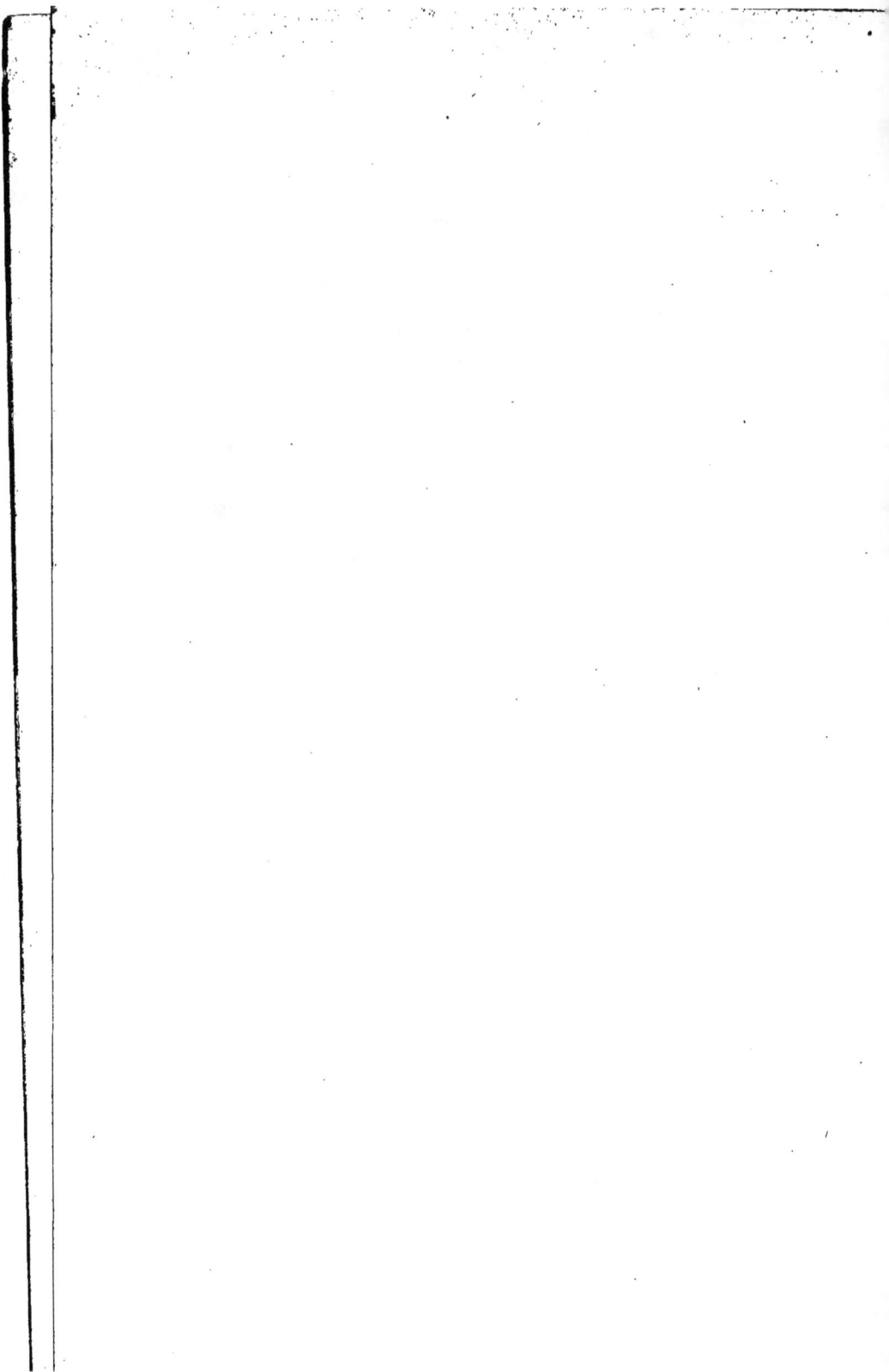

www.ingramcontent.com/pod-product-compliance
Lightning Source LLC
Chambersburg PA
CBHW050417210326
41520CB00020B/6643